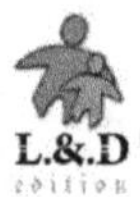
L.&.D
edition

Table des Matières

Chapitre I
La Force Intérieure

La force intérieure est un concept qui fait référence à la capacité d'une personne à faire face aux défis et aux obstacles de la vie avec courage, détermination et confiance en soi. C'est une combinaison de qualités personnelles, telles que la persévérance, la détermination et la résilience, qui permettent à une personne de faire face aux difficultés et de réaliser ses objectifs.

Pourquoi la force intérieure est importante

La force intérieure est importante pour plusieurs raisons. Tout d'abord, cela peut aider les gens à faire face aux défis de la vie avec plus de courage et de détermination. Cela peut également les aider à développer une plus grande confiance en eux-mêmes et à croire en leur capacité à réaliser leurs objectifs. Enfin, la force intérieure peut aider les gens à faire face aux épreuves de la vie avec plus de résilience et de persévérance.

la force intérieure est une qualité importante qui peut aider les gens à faire face aux défis de la vie avec plus de courage, de confiance en eux-mêmes et de résilience. Dans les chapitres suivants, nous explorerons en détail comment découvrir et développer sa propre force intérieure.

la force intérieure est une qualité importante qui peut aider les gens à faire face aux défis de la vie avec plus de courage, de confiance en eux-mêmes et de résilience. Dans les chapitres suivants, nous explorerons en détail comment découvrir et développer sa propre force intérieure.

Découvrir sa force intérieure

La première étape pour découvrir sa force intérieure est de comprendre ses motivations profondes. Il est important de se poser les bonnes questions pour déterminer ce qui est vraiment important pour soi. Par exemple, qu'est-ce qui vous motive à vous lever chaque jour et à poursuivre vos objectifs ? Qu'est-ce qui vous donne de l'énergie et de l'entrain ?

Lorsque vous comprenez vos motivations profondes, vous êtes mieux à même de déterminer les objectifs qui sont en adéquation avec vos valeurs et vos passions. Cela peut vous donner plus de direction et de clarté dans votre vie, ce qui peut renforcer votre force intérieure.

Une autre étape pour découvrir sa force intérieure est d'évaluer ses croyances limitantes. Les croyances limitantes sont des pensées négatives que nous avons sur nous-mêmes, sur les autres ou sur le monde qui peuvent nous freiner dans la réalisation de nos objectifs. Par exemple, vous pouvez avoir la croyance que vous n'êtes pas assez compétent pour réussir dans un domaine donné.

Lorsque vous identifiez vos croyances limitantes, vous pouvez travailler à les remplacer par des pensées plus positives et plus constructives. Cela peut vous donner plus de confiance en vous et renforcer votre force intérieure.

Pour découvrir sa force intérieure, il est important de trouver ses talents uniques. Les talents uniques sont des compétences ou des aptitudes que vous possédez et qui peuvent vous aider à atteindre vos objectifs. Il peut s'agir de talents artistiques, sportifs, sociaux, etc.

Lorsque vous identifiez vos talents uniques, vous pouvez les utiliser pour atteindre vos objectifs. Cela peut vous donner plus de confiance en vous et renforcer votre force intérieure.

Pour découvrir sa force intérieure, il est important de comprendre ses motivations profondes, d'évaluer ses croyances limitantes et de trouver ses talents uniques. Les chapitres suivants exploreront en détail comment développer ces qualités pour renforcer sa force intérieure.

Une des façons les plus simples et les plus efficaces de développer sa force intérieure est de pratiquer la gratitude. La gratitude consiste à se concentrer sur les choses positives dans sa vie et à les apprécier plutôt que de se concentrer sur les choses négatives. Cela peut inclure la reconnaissance pour les personnes importantes dans votre vie, les opportunités que vous avez eues, les réalisations que vous avez accomplies, etc.

La pratique régulière de la gratitude peut vous aider à vous sentir plus heureux et plus satisfait de votre vie, ce qui peut renforcer votre force intérieure. De plus, la gratitude peut également vous aider à mieux gérer les défis de la vie et à avoir une attitude plus positive envers la vie en général.

La mindfulness, ou la présence d'esprit, est un autre moyen de développer sa force intérieure. La mindfulness consiste à être conscient et présent dans l'instant présent, sans être distrait par les pensées ou les émotions négatives. La mindfulness peut être pratiquée par des techniques de méditation, de respiration profonde ou de pleine conscience.

La pratique régulière de la mindfulness peut vous aider à vous sentir plus calme et plus en paix, ce qui peut renforcer votre force intérieure. De plus, la mindfulness peut également vous aider à mieux gérer le stress et les émotions difficiles, ce qui peut améliorer votre qualité de vie.

Le développement de la confiance en soi est un autre moyen de développer sa force intérieure. La confiance en soi est la conviction que vous êtes capable de faire face aux défis de la vie et de réaliser vos objectifs. Cela peut être développé par des activités qui sortent de votre zone de confort, des activités qui mettent en valeur vos talents uniques, et en s'engageant dans des comportements positifs et constructifs.

Le développement de la confiance en soi peut vous aider à vous sentir plus capable et plus sûr de vous, ce qui peut renforcer votre force intérieure. De plus, la confiance en soi peut également vous aider à mieux faire face aux obstacles de la vie et à poursuivre vos objectifs avec plus de détermination.

pour développer sa force intérieure, il est important de pratiquer la gratitude, la mindfulness et de développer la confiance en soi. Les techniques mentionnées peuvent vous aider à vous sentir plus fort, plus confiant et plus heureux, ce qui peut améliorer significativement votre vie. Cependant, il est important de noter que le développement de la force intérieure est un processus continu et que les résultats ne seront pas immédiats. Il est donc important d'être patient et de persévérer dans la pratique de ces techniques pour obtenir les meilleurs résultats.

Appliquer la force intérieure dans la vie quotidienne

L'application de la force intérieure dans la vie quotidienne commence par la prise de décisions en accord avec soi-même. Cela signifie que vous devez être conscient de vos valeurs, de vos croyances et de vos aspirations, et que vous devez faire des choix qui sont en ligne avec ces aspects de votre vie.

Prendre des décisions en accord avec soi-même peut vous aider à vous sentir plus satisfait et plus épanoui dans votre vie, ce qui peut renforcer votre force intérieure. De plus, en faisant des choix en accord avec vos valeurs, vous pouvez éviter les regrets et les déceptions futurs.

La force intérieure peut également être appliquée pour faire face aux défis de la vie avec courage et détermination. Lorsque vous rencontrez des obstacles, il est important de ne pas abandonner et de persévérer malgré les difficultés. La force intérieure peut vous donner la force et la confiance nécessaires pour faire face aux défis avec courage et détermination.

De plus, en faisant face aux défis de manière courageuse et déterminée, vous pouvez développer des compétences précieuses telles que la résilience et la persévérance, ce qui peut renforcer votre force intérieure pour faire face à des défis futurs.

la force intérieure peut également être appliquée pour cultiver des relations saines et significatives. Les relations saines peuvent vous apporter du soutien, de la compréhension et de l'amour, ce qui peut renforcer votre force intérieure.

Il est important de cultiver des relations basées sur la confiance, la transparence et le respect, ce qui peut améliorer votre qualité de vie et renforcer votre force intérieure. De plus, en entretenant des relations saines et significatives, vous pouvez développer des liens étroits avec les personnes qui sont importantes pour vous, ce qui peut vous aider à vous sentir plus heureux et plus satisfait de votre vie. pour appliquer la force intérieure dans la vie quotidienne, il est important de prendre des décisions en accord avec soi-même, de faire face aux défis avec courage et détermination, et de cultiver des relations saines et significatives. En mettant en pratique ces stratégies, vous pouvez renforcer votre force intérieure et améliorer votre qualité de vie de manière significative.

Il est également important de se rappeler que le développement de la force intérieure est un processus continu et qu'il peut y avoir des moments où vous vous sentez découragé ou incertain. Cependant, en persévérant et en continuant à pratiquer les stratégies mentionnées ci-dessus, vous pouvez développer une force intérieure durable et une confiance en vous-même pour faire face à tous les défis de la vie. Il est important de se rappeler que la force intérieure n'est pas quelque chose que vous pouvez acquérir rapidement, mais plutôt un processus de développement continu qui nécessite temps, effort et détermination. Cependant, en s'engageant dans ce processus, vous pouvez découvrir votre véritable potentiel et atteindre un niveau de bonheur et de satisfaction que vous n'auriez jamais cru possible.

Nous résumerons les points clés que nous avons abordés dans les chapitres précédents, tels que la découverte de votre force intérieure, la manière de la développer, et les moyens d'appliquer votre force intérieure dans votre vie quotidienne.

Il est important de continuer à développer sa force intérieure au fil du temps pour maintenir et renforcer les progrès que vous avez réalisés. Pour ce faire, nous vous encourageons à pratiquer régulièrement les techniques décrites dans ce livre, telles que la méditation, la visualisation et la pratique de la gratitude. Il est également important de continuer à apprendre, à explorer et à découvrir de nouvelles stratégies pour améliorer votre force intérieure.

Enfin, dans les pensées finales de ce chapitre, nous vous encourageons à vous rappeler l'importance de la force intérieure et de continuer à travailler sur votre développement personnel. En développant votre force intérieure, vous pouvez vous sentir plus confiant et plus en paix, et vous serez mieux préparé à faire face aux défis de la vie avec courage et détermination.

Chapitre II

De l'ombre à la lumière

De l'ombre à la lumière

Le concept "de l'ombre à la lumière" fait référence à un voyage intérieur de transformation personnelle, au cours duquel une personne se libère de ses aspects sombres, accepte et intègre ses blessures émotionnelles et se connecte à sa source de lumière intérieure. Il s'agit d'un processus de guérison et de développement personnel qui permet à une personne de s'illuminer de l'intérieur, de vivre une vie authentique et de contribuer positivement à la société.

Importance de la transition de l'ombre à la lumière

La transition de l'ombre à la lumière est importante car elle peut aider une personne à mieux comprendre et à guérir ses blessures émotionnelles, à développer la confiance en soi, à vivre une vie plus satisfaisante et significative et à contribuer positivement à la société. C'est un voyage personnel de découverte de soi qui peut mener à un plus grand bonheur, à une plus grande paix intérieure et à une vie plus significative.

Le but de ce chapitre est d'aider les lecteurs à entreprendre leur propre voyage "de l'ombre à la lumière". Il vise à fournir des informations, des outils et des stratégies pour aider les lecteurs à comprendre leur ombre intérieure, à se libérer de leurs peurs et de leurs blocages, à se connecter à leur source de lumière intérieure et à appliquer cette lumière dans leur vie quotidienne. L'objectif final est de permettre aux lecteurs de vivre une vie plus heureuse, satisfaisante et significative.

De plus, en faisant face aux défis de manière courageuse et déterminée, vous pouvez développer des compétences précieuses telles que la résilience et la persévérance, ce qui peut renforcer votre force intérieure pour faire face à des défis futurs.

L'ombre est la partie de notre inconscient qui est formée par les pensées, les émotions et les comportements que nous avons rejetés et refoulés. Cela peut inclure des aspects de nous-mêmes que nous considérons comme négatifs, tels que la colère, la jalousie, la culpabilité, la honte, etc. L'ombre peut également inclure des blessures émotionnelles non résolues, telles que des traumatismes du passé.

Les comportements sombres sont des actions qui sont en opposition avec nos valeurs et nos principes personnels. Ils peuvent inclure des comportements négatifs tels que la manipulation, la colère explosive, l'évitement de la responsabilité, l'addiction, etc. La reconnaissance de ces comportements sombres est un premier pas important dans le voyage "de l'ombre à la lumière".

L'impact de l'ombre sur la vie quotidienne peut être significatif. Les comportements sombres peuvent entraver la capacité de la personne à se connecter aux autres de manière authentique, à vivre une vie satisfaisante et significative et à atteindre ses objectifs personnels. L'évaluation de l'impact de l'ombre sur la vie quotidienne peut aider la personne à comprendre l'importance de travailler sur ces aspects de soi.

Se libérer de l'ombre

Pour se libérer de l'ombre, il est important de travailler sur les blessures émotionnelles non résolues. Cela peut inclure l'exploration de traumatismes du passé, la compréhension de ses croyances limitantes et la libération des émotions bloquées. Cela peut être accompli à travers des thérapies telles que la thérapie par la parole, la thérapie cognitivo-comportementale, la thérapie émotionnelle, etc.

Une fois que les blessures émotionnelles ont été abordées, il est important d'accepter et d'intégrer ses aspects sombres. Cela signifie de reconnaître que ces aspects font partie de soi et de ne plus les rejeter. L'intégration peut être accomplie à travers la pratique de la méditation, la contemplation, la pratique de la gratitude, etc.

L'utilisation de différents outils peut aider à dépasser les peurs et les blocages associés à l'ombre. Cela peut inclure des techniques de respiration profonde, de visualisation, de développement de la confiance en soi, etc. Il est important de trouver les outils qui fonctionnent le mieux pour soi et de les intégrer dans sa routine quotidienne. Cela peut aider à développer une force intérieure plus robuste pour faire face aux défis futurs et pour poursuivre son voyage "de l'ombre à la lumière".

S'illuminer de l'intérieur

La conscience de soi est une étape cruciale pour s'illuminer de l'intérieur. Cela implique une prise de conscience de ses pensées, émotions et comportements. En comprenant ce qui se passe à l'intérieur de soi, on peut commencer à travailler sur les aspects négatifs de soi pour les améliorer. Pour cultiver la conscience de soi, il est important de pratiquer la méditation, la respiration profonde et de prendre du temps pour soi pour réfléchir à ses pensées et émotions. Il est également utile de maintenir un journal pour documenter ses progrès et découvertes sur soi-même.

La confiance en soi est un autre aspect clé pour s'illuminer de l'intérieur. Cela implique de croire en ses capacités et de se faire confiance pour prendre les bonnes décisions. La confiance en soi peut être développée en faisant face à ses peurs, en travaillant sur ses insécurités et en célébrant ses réalisations. Il est également important de se entourer de personnes positives et de pratiquer l'affirmation positive. Cela implique de se dire des choses positives à soi-même et de se concentrer sur ses forces plutôt que ses faiblesses.

La dernière étape pour s'illuminer de l'intérieur est de se connecter à sa source de lumière intérieure. Cela implique de se connecter à son âme, à ses croyances spirituelles et à son essence divine. Cela peut être fait en pratiquant la méditation, la prière et en explorant sa spiritualité. Il est également important de cultiver la gratitude et de se concentrer sur les bénédictions dans sa vie plutôt que les défis. Cela aide à se connecter à sa source de lumière intérieure et à se sentir plus en paix et en harmonie avec soi-même et le monde qui nous entoure. S'illuminer de l'intérieur implique de cultiver la conscience de soi, de développer la confiance en soi et de se connecter à sa source de lumière intérieure. Cela peut être fait en pratiquant la méditation, la respiration profonde, l'affirmation positive et en explorant sa spiritualité. En travaillant sur ces aspects, on peut découvrir la lumière intérieure qui brille en soi et atteindre un plus haut niveau de paix et de bonheur.

Appliquer la lumière dans la vie quotidienne

Lorsque nous avons accompli le travail de découverte de notre ombre intérieure et que nous avons intégré les aspects sombres de notre personnalité, nous pouvons alors nous concentrer sur l'expression de notre lumière intérieure. Vivre une vie authentique signifie vivre en accord avec nos valeurs, nos croyances et nos aspirations les plus profondes. Cela signifie également laisser tomber les masques et les façades qui nous empêchent d'être vus tels que nous sommes réellement.

Les relations saines et significatives sont fondées sur la transparence, la confiance et la respect. Lorsque nous sommes en phase avec notre lumière intérieure, nous sommes en mesure d'attirer des personnes qui résonnent avec nos valeurs et nos aspirations. De plus, en étant authentiques et en nous ouvrant à l'amour et à la compassion, nous sommes en mesure de créer des relations plus profondes et plus significatives.

Lorsque nous sommes en phase avec notre lumière intérieure, nous sommes en mesure de contribuer positivement à la société. Cela peut se faire de différentes manières, telles que le bénévolat, la participation à des causes qui nous tiennent à cœur ou en encourageant les autres à développer leur propre lumière intérieure. En vivant notre lumière intérieure, nous sommes en mesure de donner l'exemple et d'inspirer les autres à faire de même, contribuant ainsi à créer un monde plus lumineux pour tous.

Enseignements clés

Le voyage de l'ombre à la lumière est un processus de croissance personnelle qui peut être accompli par tous ceux qui sont prêts à explorer leurs aspects sombres et à se connecter à leur lumière intérieure. Dans ce livre, nous avons exploré les différentes étapes de ce voyage, de la découverte de l'ombre intérieure à la libération de celle-ci et enfin à l'illumination intérieure. Nous avons également examiné comment intégrer la lumière dans la vie quotidienne pour vivre une vie plus authentique, créer des relations saines et significatives, et contribuer positivement à la société.

Le voyage "de l'ombre à la lumière" est un processus continu qui peut durer toute une vie. Pour poursuivre ce voyage, il est important de cultiver la conscience de soi, de continuer à développer la confiance en soi, et de maintenir une connexion à sa source de lumière intérieure. Il est également important de poursuivre son auto-découverte et de continuer à travailler sur ses blessures émotionnelles, si nécessaire. La pratique régulière de techniques telles que la méditation, le yoga ou la prière peut également aider à renforcer le lien avec la lumière intérieure.

En fin de compte, le voyage "de l'ombre à la lumière" est une expérience transformatrice qui peut apporter paix, bonheur et sagesse dans la vie d'une personne. C'est un voyage qui mérite d'être entrepris car il permet d'accomplir son plein potentiel en tant qu'être humain et d'épanouir sa vie de manière significative. Nous espérons que ce livre vous a donné des outils et des idées pour commencer votre propre voyage "de l'ombre à la lumière".

Chapitre III

Le pouvoir de la détermination

La détermination

La détermination est la qualité de celui qui est résolu à atteindre un objectif ou à faire face à un défi avec une force de volonté et une persévérance inébranlables. C'est la capacité à maintenir un engagement envers ses aspirations malgré les obstacles qui peuvent survenir.

La détermination est un élément clé pour réussir dans la vie. Elle permet de faire face aux défis avec courage et de maintenir un engagement envers ses aspirations, même en présence de difficultés. Cela peut aider à développer la confiance en soi, la persévérance et la résistance aux stress.

La détermination peut conduire à un sentiment de satisfaction personnelle, une meilleure qualité de vie et une réalisation de soi accrue. Cela peut également aider à améliorer les relations interpersonnelles et les performances professionnelles.

Les obstacles à la détermination peuvent inclure le manque de confiance en soi, la peur de l'échec, la négativité interne et les distractions externes. Comprendre et surmonter ces obstacles peut être crucial pour développer une détermination durable.

Le but est de fournir des stratégies et des outils pour développer et renforcer la détermination. Le livre se concentrera sur la compréhension des obstacles à la détermination et sur la mise en œuvre de techniques pour les surmonter. Le but final est d'aider les lecteurs à atteindre leurs aspirations avec une force de volonté renforcée et une persévérance accrue.

La première étape pour développer la détermination consiste à comprendre ses motivations profondes. Il est important de savoir ce qui nous pousse à agir, ce qui nous donne envie de faire des efforts, pour pouvoir alors orienter cette énergie dans la bonne direction. Pour comprendre ses motivations, il peut être utile de prendre du temps pour soi et de réfléchir à ses aspirations, ses valeurs, ses rêves, ses peurs et ses espoirs.

Une fois que l'on a compris ses motivations, la deuxième étape consiste à fixer des objectifs réalisables. Les objectifs doivent être clairs, précis, mesurables et réalisables dans un délai donné. Ils doivent également être alignés avec les motivations profondes. Fixer des objectifs réalisables peut aider à donner un sens à nos actions et à nous donner la motivation nécessaire pour persévérer dans nos efforts.

La persévérance est un élément clé pour développer la détermination. Cela signifie ne pas abandonner face aux obstacles, mais plutôt les surmonter en persévérant dans nos efforts. Il est important de se rappeler que les échecs font partie du processus et que la persévérance peut nous aider à atteindre nos objectifs. Pour cultiver la persévérance, il peut être utile de se fixer des défis, de se mettre en situation de sortir de sa zone de confort et de se donner les moyens de réussir.

La confiance en soi peut être un facteur déterminant pour développer la détermination. La confiance en soi nous permet de croire en nos capacités, de faire face aux défis avec assurance et de ne pas abandonner face aux obstacles. Pour développer la confiance en soi, il peut être utile de se concentrer sur nos réussites, de s'entourer de personnes positives et encourageantes, et de se donner des compliments régulièrement.

Les obstacles peuvent être de nombreux types, tels que les peurs, les incertitudes, les doutes, les insécurités, les déceptions, les défaites, etc. Pour développer la détermination, il est important de surmonter les obstacles, en les considérant comme des opportunités pour apprendre et grandir. Il est également important de se rappeler que les obstacles sont temporaires et que, avec de la détermination, il est possible de les surmonter pour atteindre ses objectifs.

Développer la détermination, c'est également se concentrer sur le processus plutôt que sur le résultat. En effet, l'accent sur le processus plutôt que sur le résultat permet de ne pas être découragé par les échecs ou les défis rencontrés en cours de route. Au lieu de se concentrer sur le résultat final, le but devient de progresser et de se développer continuellement, ce qui peut être plus gratifiant et moins stressant à long terme.

L'entourage a également un impact considérable sur la détermination. S'entourer de personnes positives et inspirantes qui croient en vous et en vos aspirations peut vous aider à rester motivé et à vous rappeler les raisons pour lesquelles vous avez choisi de poursuivre votre but. En revanche, être entouré de personnes pessimistes et négatives peut être décourageant et affaiblir votre détermination.

La détermination ne peut être développée et maintenue que si l'on maintient une attitude positive. Cela signifie ne pas se laisser décourager par les obstacles et les défis, mais plutôt les considérer comme des opportunités d'apprentissage et de croissance. En gardant une attitude positive, on peut également inspirer et encourager les autres à faire de même.

La détermination ne signifie pas simplement poursuivre un but unique, mais aussi continuer à apprendre et à grandir en tant que personne. En explorant de nouvelles idées, en apprenant de nouvelles compétences et en découvrant de nouveaux centres d'intérêt, on peut rester motivé et stimulé sur le chemin vers la réalisation de ses aspirations.

Il est important de célébrer ses réalisations, peu importe leur taille. Cela peut aider à renforcer la confiance en soi et à maintenir un niveau élevé de motivation. En célébrant ses succès, on peut également inspirer les autres à poursuivre leur propre détermination.

Lorsque l'on développe la détermination, on apprend à se faire confiance et à croire en ses capacités. On peut alors surmonter les défis plus facilement et se sentir plus capable de faire face aux difficultés. En ayant une attitude déterminée, on peut travailler plus efficacement pour atteindre nos objectifs. Cela nous permet de réaliser nos rêves et de nous rapprocher de nos aspirations.

La détermination peut nous aider à mener une vie plus satisfaisante en nous donnant un sentiment de but et de direction. On peut alors apprécier chaque jour davantage et être fier de nos réalisations. En atteignant nos objectifs et en vivant une vie plus satisfaisante, on peut ressentir un sentiment de paix et d'harmonie. On peut alors être plus heureux et épanoui personnellement.

En développant la confiance en soi et en mener une vie plus satisfaisante, on peut également améliorer nos relations avec les autres. On peut alors construire des liens plus sains et plus significatifs avec les personnes qui nous entourent. La détermination peut améliorer notre vie personnelle de manière significative. En travaillant sur nos motivations, en fixant des objectifs réalisables, en maintenant une attitude positive, et en célébrant nos réalisations, nous pouvons mener une vie plus épanouissante et plus satisfaisante.

Les bénéfices de la détermination dans la vie personnelle

Améliorer ses performances au travail - La détermination peut aider à se concentrer sur les tâches importantes et à persévérer malgré les défis. Cela peut entraîner une amélioration significative des performances au travail.

Atteindre un plus haut niveau de succès - La détermination peut aider à fixer des objectifs ambitieux et à les atteindre, ce qui peut entraîner un niveau accru de succès dans la vie professionnelle.

Se faire remarquer par ses employeurs - Les employeurs apprécient souvent les employés déterminés et motivés, car ils sont plus enclins à se démarquer et à faire preuve d'initiative.

Développer des compétences clés - La détermination peut aider à développer des compétences telles que la persévérance, la confiance en soi et la résolution de problèmes, qui sont très appréciées sur le lieu de travail.

Créer des opportunités pour un avenir meilleur - En travaillant de manière déterminée et en atteignant ses objectifs professionnels, on peut créer de nouvelles opportunités pour un avenir plus prometteur.

En somme, la détermination peut apporter des avantages considérables dans la vie professionnelle, aider à améliorer les performances au travail, à atteindre un niveau plus élevé de succès et à créer des opportunités pour l'avenir.

Chapitre IV

Le choix de ne jamais abandonner

Le choix de ne jamais abandonner

Le choix de ne jamais abandonner peut être défini comme une détermination constante à poursuivre ses objectifs malgré les obstacles ou les défis qui se dressent sur son chemin. Cela implique de ne jamais abandonner ses rêves, même lorsque les choses deviennent difficiles, et de se battre pour les réaliser malgré tout.

Le choix de ne jamais abandonner peut avoir de nombreux bénéfices dans la vie d'une personne, tels que l'amélioration de la confiance en soi, la réalisation de ses objectifs, la satisfaction personnelle, le développement de compétences clés et l'obtention de succès. En faisant ce choix, une personne peut aussi inspirer les autres à faire de même et contribuer à créer un monde meilleur. Le choix de ne jamais abandonner peut être difficile à faire en raison des nombreux obstacles qui peuvent se dresser sur son chemin, tels que la peur de l'échec, le manque de confiance en soi, la pression des autres et les déceptions. Il peut être difficile de persévérer lorsque les choses ne se passent pas comme prévu, mais c'est à ce moment que le choix de ne jamais abandonner devient le plus important.

Le but de est de fournir des informations et des outils pour faire le choix de ne jamais abandonner, de développer leur détermination et de réaliser leurs rêves malgré les obstacles qui se dressent sur leur chemin. Le livre explorera les avantages de ce choix, les défis à surmonter et les stratégies à mettre en œuvre pour faire du choix de ne jamais abandonner un élément clé de leur vie.

Comprendre les motivations

Les motivations internes sont celles qui proviennent de l'intérieur de nous-mêmes, telles que la passion, la détermination et l'engagement envers nos objectifs. Ce sont ces motivations qui nous poussent à aller de l'avant, même en présence d'obstacles.

Les motivations externes, en revanche, proviennent de l'extérieur de nous-mêmes, telles que les attentes des autres, la pression sociale et les récompenses. Bien que ces motivations puissent nous pousser à agir, elles peuvent également nous décourager lorsqu'elles ne sont pas satisfaites.

Pour faire le choix de ne jamais abandonner, il est important d'évaluer ses motivations personnelles. Cela nous permet de comprendre ce qui nous motive réellement et de savoir quels objectifs sont vraiment importants pour nous. Une fois que nous avons compris nos motivations, nous pouvons commencer à trouver notre source de motivation. Cela peut être un objectif personnel, une passion ou une cause qui nous tient à cœur. En identifiant notre source de motivation, nous pouvons nous concentrer sur les choses qui nous importent réellement et faire le choix de ne jamais abandonner.

Comprendre nos motivations est un élément clé pour faire le choix de ne jamais abandonner. En explorant nos motivations internes et externes, en évaluant nos motivations personnelles et en trouvant notre source de motivation, nous pouvons être mieux préparés pour surmonter les défis qui se dresseront sur notre chemin.

Établir des objectifs clairs: Le premier pas pour développer la persévérance est d'établir des objectifs clairs. Les gens doivent être en mesure de définir ce qu'ils veulent atteindre et les étapes nécessaires pour y arriver. Cela peut les aider à rester concentrés et motivés.

Se concentrer sur le processus plutôt que sur le résultat: Il est important de se concentrer sur le processus plutôt que sur le résultat final. Les gens peuvent souvent se décourager si les résultats ne sont pas atteints rapidement ou s'ils ne sont pas à la hauteur de leurs attentes. En se concentrant sur le processus, ils peuvent savourer les petits accomplissements au fur et à mesure de leur progression et conserver leur motivation.

Cultiver la patience: La persévérance ne se développe pas du jour au lendemain. Cela prend du temps et de la patience. Les gens doivent être prêts à investir du temps et de l'énergie pour atteindre leurs objectifs.

Apprendre de ses échecs: Les échecs font partie intégrante du processus de développement de la persévérance. Les gens doivent être prêts à apprendre de leurs erreurs et à les utiliser pour améliorer leur approche. Les échecs peuvent enseigner des leçons précieuses et aider les gens à développer leur résilience.

Lorsque nous choisissons de ne jamais abandonner, nous sommes souvent confrontés à des obstacles qui peuvent nous faire douter de nous-mêmes et de notre capacité à réaliser nos objectifs. Pour pouvoir surmonter ces obstacles, il est important de les identifier et de développer des stratégies pour les surmonter.
Les pensées limitantes peuvent être une source majeure de découragement dans notre quête de persévérance. Elles peuvent nous faire croire que nous ne sommes pas capables de réaliser nos objectifs ou que nous ne méritons pas de réussir. Pour surmonter ces pensées, il est important de les identifier et de les remplacer par des pensées plus positives et constructives. Nous pouvons également nous entourer de personnes positives qui nous soutiennent et nous encourageons dans notre démarche.

La force mentale et émotionnelle est essentielle pour surmonter les obstacles qui se dressent sur notre chemin. Nous devons apprendre à gérer nos émotions et à développer une attitude mentale positive pour faire face aux défis. Il est également important de prendre soin de notre santé physique et mentale en pratiquant une activité physique régulière, en dormant suffisamment et en mangeant sainement. Il est important de maintenir une attitude positive, même en présence d'obstacles. Cela nous aide à rester motivé et concentré sur nos objectifs, malgré les difficultés. Nous pouvons adopter des techniques de visualisation positive ou de gratitude pour aider à maintenir une attitude positive.

Il est important d'élaborer un plan concret pour surmonter les obstacles qui se dressent sur notre chemin. Ce plan peut inclure des étapes spécifiques à suivre, des ressources à utiliser et des personnes à consulter pour nous aider à atteindre nos objectifs. En élaborant un plan, nous sommes mieux préparés à faire face aux défis qui se posent à nous et nous pouvons avancer avec confiance vers la réalisation de nos objectifs.

Pour surmonter les obstacles dans notre quête de persévérance, il est important de reconnaître et de surmonter nos pensées limitantes, de développer notre force mentale et émotionnelle, de maintenir une attitude positive et d'élaborer un plan concret pour surmonter les obstacles. En adoptant ces stratégies, nous pouvons faire face aux défis avec confiance

Le choix de ne jamais abandonner peut être appliqué à de nombreuses sphères de la vie personnelle, telles que l'exercice physique, l'apprentissage d'une nouvelle compétence ou la poursuite de passions et de rêves. En gardant le cap sur ses objectifs et en persévérant malgré les obstacles, une personne peut améliorer sa santé physique et mentale, renforcer sa confiance en soi et atteindre des réalisations significatives.

Le choix de ne jamais abandonner peut également être appliqué à la vie professionnelle. Cela peut signifier continuer à travailler dur pour atteindre ses objectifs de carrière, développer des compétences clés et se faire remarquer par les employeurs. Cela peut également impliquer de faire face aux défis professionnels de manière déterminée et de ne jamais abandonner son engagement envers sa profession.

Le choix de ne jamais abandonner peut également être appliqué aux relations interpersonnelles. Cela peut signifier maintenir des relations saines et significatives en dépit des défis, en gardant le cap sur l'amour, la compréhension et le respect mutuel. Cela peut également impliquer de faire face à des situations difficiles avec courage et détermination, en travaillant ensemble pour surmonter les obstacles.

Enfin, le choix de ne jamais abandonner peut également être appliqué à la contribution à la société. Cela peut signifier se tenir debout pour des causes qui importent, en dépit des défis, et en travaillant pour faire une différence positive dans le monde. Cela peut également impliquer de faire face aux difficultés de manière déterminée et de ne jamais abandonner son engagement envers un monde meilleur pour tous.

Le choix de ne jamais abandonner peut être appliqué à de nombreuses sphères de la vie quotidienne, offrant des bénéfices considérables dans les domaines de la santé, du succès professionnel, des relations interpersonnelles et de la contribution à la société.

Chapitre V

Le courage dans l'adversité

Le courage est un trait de caractère qui peut faire toute la différence dans notre vie. Il nous permet de faire face aux défis avec force et détermination, plutôt que de nous effondrer ou de baisser les bras. Dans les moments d'adversité, c'est le courage qui nous permet de nous tenir debout, de surmonter les obstacles et de poursuivre nos objectifs.

C'est pourquoi ce chapitre se concentre sur le courage dans l'adversité. Il vise à explorer les différents aspects du courage et à fournir des conseils pratiques pour développer ce trait de caractère en nous. L'objectif est de vous aider à découvrir votre propre source de courage et de vous donner les outils pour faire face aux défis de la vie avec force et détermination.

Dans les pages qui suivent, nous aborderons des sujets tels que la définition du courage, l'importance du courage dans l'adversité, les différentes formes de courage, les facteurs qui influencent le courage et les stratégies pour développer et renforcer ce trait de caractère. En suivant les conseils et les techniques décrits dans ce livre, vous serez en mesure de développer votre propre courage et de faire face aux défis de la vie avec force et détermination.

Comprendre le courage

Le courage est un trait de caractère qui peut être développé chez chacun de nous. Il s'agit d'une force intérieure qui nous permet de faire face à l'adversité avec détermination et ténacité. Mais comment définit-on réellement le courage ? Et qu'est-ce qui influence notre capacité à faire preuve de courage ?

Le courage peut prendre de nombreuses formes. Il peut s'agir du courage physique, qui implique de faire face à des situations physiquement dangereuses. Il peut également s'agir du courage moral, qui implique de faire face à des situations éthiques difficiles et de prendre des décisions difficiles en conséquence. Enfin, le courage émotionnel implique de faire face à des épreuves émotionnelles difficiles, telles que la perte d'un être cher ou la surmonter une dépression.

Il existe plusieurs facteurs qui peuvent influencer notre capacité à faire preuve de courage. Certains sont liés à notre personnalité, tandis que d'autres dépendent de notre environnement ou de nos expériences passées. Certaines personnes ont naturellement un plus grand courage, tandis que d'autres peuvent le développer au fil du temps à travers une pratique consciente et délibérée.

Développer son courage peut présenter de nombreux avantages. Cela peut nous aider à faire face aux défis de la vie avec plus de confiance et de détermination, à prendre des décisions plus courageuses et à vivre une vie plus satisfaisante et accomplissante. Cela peut également nous aider à surmonter les peurs et à devenir plus fort émotionnellement.

Bien que le courage soit un trait de caractère important, il peut être difficile de le développer. Certaines personnes peuvent avoir peur d'échouer ou de prendre des décisions difficiles, tandis que d'autres peuvent manquer de confiance en eux-mêmes. Pour développer son courage, il est important de comprendre les obstacles qui peuvent se dresser sur notre chemin et de trouver des moyens de les surmonter. En fin de compte, le développement du courage peut demander du temps et des efforts conscients, mais les récompenses en valent la peine.

Développer le courage en soi

La confiance en soi est un facteur clé pour développer son courage. Si vous avez confiance en vous, vous serez plus enclin à faire face aux défis qui se dressent devant vous. Pour cultiver votre confiance en vous, vous pouvez vous entraîner à réaliser des tâches qui vous font peur, vous fixer des objectifs réalisables et les atteindre, et vous féliciter pour vos réalisations, même les plus petites.

Il est normal d'avoir peur face à l'adversité, mais c'est en apprenant à faire face à ses peurs que l'on peut développer son courage. Pour apprendre à faire face à ses peurs, vous pouvez les identifier, les comprendre et les affronter petit à petit. Il est important de se rappeler que la peur est souvent plus grande dans notre esprit que dans la réalité.

Pour développer son courage, il est important d'avoir un plan d'action clair. Établissez des objectifs réalisables et planifiez les étapes nécessaires pour les atteindre. Cela vous donnera une direction claire et vous aidera à vous concentrer sur les tâches qui vous aideront à développer votre courage.

Enfin, il est important d'évaluer régulièrement sa progression pour savoir où vous en êtes et où vous devez aller. Évaluez vos réalisations et les défis que vous avez surmontés, et célébrez vos réussites, même les plus petites. Cela vous aidera à rester motivé et à continuer à développer votre courage.

Affronter l'adversité avec courage

Le stress est inévitable dans les moments difficiles, mais la façon dont nous gérons ce stress peut faire une énorme différence. Le chapitre aborde les techniques de gestion du stress qui peuvent aider à maintenir un état d'esprit positif et calme pendant les moments de crise. Cela peut inclure la méditation, la respiration profonde, la visualisation, entre autres.

Prendre des décisions courageuses nécessite une certaine dose de confiance en soi et de force mentale. Le chapitre explore les moyens de prendre des décisions courageuses, de surmonter la peur de l'inconnu et de faire confiance à ses instincts. Cela peut inclure la prise en compte de ses valeurs et de ses principes, ainsi que la prise en compte des conséquences potentielles de ses actions.

Lorsque nous faisons face à des moments difficiles, il est facile de se sentir dépassé et d'abandonner. Cependant, c'est à ce moment-là que nous devons être les plus courageux et prendre en charge nos responsabilités. Le chapitre explore les moyens de surmonter la réticence à prendre en charge ses responsabilités dans les moments difficiles, de maintenir son engagement envers ses objectifs et de faire face aux défis qui se posent à nous.

La persévérance est un élément clé du courage. C'est en persévérant dans la poursuite de nos objectifs, même lorsque les défis se dressent sur notre chemin, que nous pouvons développer notre courage. Le chapitre explore les moyens de maintenir sa motivation, de rester concentré sur ses objectifs et de persévérer dans les moments difficiles.

En mettant en pratique les techniques décrites dans ce chapitre, nous pouvons développer notre courage, faire face à l'adversité avec confiance et persévérer dans la poursuite de nos objectifs malgré les obstacles qui se dressent sur notre chemin. La gestion du stress, la prise de décisions courageuses, la prise en charge de nos responsabilités et la persévérance sont des éléments clés pour affronter l'adversité avec courage. En développant notre courage, nous pouvons faire face aux moments difficiles avec une attitude positive et renforcer notre confiance en nous. En fin de compte, le courage peut nous aider à surmonter les défis et à réaliser nos aspirations, même dans les moments les plus difficiles.

Appliquer le courage dans la vie quotidienne

Dans la vie personnelle, le courage peut nous aider à faire face aux défis que nous rencontrons, à prendre les bonnes décisions et à surmonter les obstacles. En ayant le courage de nous remettre en question, nous pouvons nous améliorer et grandir en tant qu'individus.

Dans la vie professionnelle, le courage peut nous aider à prendre des risques pour réaliser nos aspirations et à faire face aux défis du monde du travail. En ayant le courage de nous tenir debout pour nos convictions, nous pouvons nous faire respecter et nous faire respecter par les autres.

les relations interpersonnelles, le courage peut nous aider à communiquer clairement, à faire face aux conflits et à construire des relations plus fortes et plus saines. En ayant le courage de nous ouvrir aux autres, nous pouvons renforcer nos liens et améliorer notre vie sociale.

Dans la contribution à la société, le courage peut nous aider à faire une différence positive et à soutenir les causes qui nous tiennent à cœur. En ayant le courage de prendre une stance pour ce que nous croyons, nous pouvons devenir des leaders et inspirer les autres à agir eux aussi.

En l'appliquant dans différents aspects de notre vie, nous pouvons développer notre confiance en nous, renforcer nos relations et faire une différence positive dans notre monde.

Chapitre VI
L'art de la persévérance

L'art de la persévérance

La persévérance est un trait de caractère essentiel qui peut faire toute la différence entre l'échec et le succès. C'est la capacité à continuer à poursuivre ses objectifs malgré les obstacles, les défis et les difficultés. La persévérance est un élément clé du succès dans tous les aspects de la vie, que ce soit dans la vie personnelle, professionnelle, les relations interpersonnelles ou la contribution à la société.

La persévérance est définie comme la capacité à continuer à poursuivre ses objectifs malgré les obstacles, les défis et les difficultés. Cela signifie que même si vous rencontrez des obstacles sur votre chemin, vous continuez à avancer vers vos objectifs, sans abandonner. Cette qualité est souvent associée à la détermination, à la ténacité et à la patience.

La persévérance est importante dans la vie car elle peut vous aider à surmonter les obstacles, à réaliser vos rêves et à atteindre vos objectifs. Elle vous permet de rester concentré sur vos objectifs, même lorsque les choses deviennent difficiles. En outre, la persévérance peut vous aider à développer une attitude positive, une confiance en vous et une détermination qui peuvent vous aider à réaliser vos objectifs dans d'autres domaines de votre vie.

Le but est de vous aider à comprendre l'importance de la persévérance et de vous fournir des outils et des stratégies pour développer votre propre capacité à persévérer. Ce chapitre vous montrera comment la persévérance peut vous aider à surmonter les obstacles, à atteindre vos objectifs et à vivre une vie plus satisfaisante et accomplissante. Il abordera également les différents types de persévérance et les différents facteurs qui peuvent influencer votre capacité à persévérer dans la vie quotidienne.

La persévérance est une qualité essentielle pour atteindre nos objectifs et réaliser nos rêves. Cependant, pour la développer, il est important de comprendre les différents types de persévérance ainsi que les facteurs qui influencent cette qualité.

Il existe plusieurs types de persévérance, tels que la persévérance intellectuelle, émotionnelle et physique. Chacun de ces types est nécessaire pour réussir dans des domaines différents de notre vie. La persévérance intellectuelle nous aide à persévérer dans nos études et notre développement personnel, tandis que la persévérance émotionnelle nous aide à faire face aux défis émotionnels de la vie. La persévérance physique nous aide à surmonter les défis physiques et à maintenir notre forme physique.

Il existe plusieurs facteurs qui influencent la persévérance, tels que les croyances, les attitudes, les valeurs et les antécédents familiaux. En comprenant ces facteurs, nous pouvons développer des stratégies pour surmonter les obstacles qui nous empêchent de persévérer dans la poursuite de nos objectifs.

Le développement de la persévérance peut amener de nombreux avantages, tels que la réduction du stress, la amélioration de la qualité de vie, la réalisation de nos objectifs et la réduction de la frustration. En développant notre persévérance, nous pouvons mieux faire face aux défis de la vie et atteindre nos objectifs plus rapidement.

Malheureusement, développer la persévérance peut être difficile, car il existe de nombreux obstacles qui peuvent nous empêcher de persévérer. Cependant, en comprenant ces obstacles, nous pouvons élaborer des stratégies pour les surmonter et continuer à développer notre persévérance. Certains des obstacles les plus courants sont la procrastination, la peur de l'échec et le manque de motivation.

Il est important de cultiver la confiance en soi. La confiance en soi est un facteur clé pour maintenir une attitude positive et persévérante dans les moments difficiles.

Apprendre à gérer les échecs est également une étape importante pour développer la persévérance en soi. Il est normal d'échouer de temps en temps, mais la manière dont nous réagissons aux échecs peut faire toute la différence. Nous pouvons choisir de nous décourager et abandonner, ou nous pouvons utiliser l'échec comme une opportunité pour apprendre et progresser.

L'élaboration d'un plan d'action pour atteindre ses objectifs est également cruciale pour développer sa persévérance. Il est important de déterminer clairement ses objectifs, de les diviser en étapes gérables et de mettre en place un système de suivi pour s'assurer que l'on progresse régulièrement.

Il est important d'évaluer régulièrement sa progression pour s'assurer que l'on reste sur la bonne voie. Cela peut être fait en prenant le temps de réfléchir à ce que l'on a accompli, en écrivant dans un journal ou en discutant avec un mentor ou un ami proche. En évaluant régulièrement sa progression, nous pouvons ajuster notre plan d'action si nécessaire et continuer à développer notre persévérance.

Mettre en pratique la persévérance dans la vie quotidienne

Dans la vie personnelle, nous pouvons utiliser la persévérance pour atteindre nos objectifs personnels, telles que la mise en place d'une routine d'exercice régulière ou l'apprentissage d'une nouvelle compétence. La persévérance nous aide à surmonter les défis qui peuvent se présenter sur notre chemin, ce qui renforce notre confiance en nous.

Dans la vie professionnelle, la persévérance est un élément clé pour réussir. Cela nous aide à persévérer dans la poursuite de nos objectifs professionnels, même lorsque nous rencontrons des obstacles. La persévérance nous aide également à maintenir notre engagement envers nos responsabilités professionnelles, ce qui peut contribuer à notre réussite à long terme.

Dans les relations interpersonnelles, la persévérance peut être utilisée pour développer et entretenir des relations durables et significatives avec les autres. Cela peut inclure la persévérance dans l'effort de communiquer avec les autres de manière constructive, de résoudre les conflits de manière positive et de maintenir nos engagements envers les autres.

Dans la contribution à la société, la persévérance peut être utilisée pour faire une différence positive dans le monde qui nous entoure. Cela peut inclure la persévérance dans le soutien à des causes qui nous tiennent à cœur, la participation à des projets communautaires et la défense des valeurs et des principes qui sont importants pour nous.

Surmonter les obstacles

Pour surmonter ces obstacles, il est important de reconnaître les pensées limitantes qui peuvent nous freiner. Il est également important de développer notre force mentale et émotionnelle afin de nous permettre de faire face aux défis de la vie avec confiance et optimisme.

Reconnaître et surmonter les pensées limitantes: Les pensées limitantes peuvent nous empêcher d'atteindre nos objectifs et de développer notre persévérance. Il est donc important de les identifier et de les surmonter pour développer une attitude plus positive envers la vie.

Développer la force mentale et émotionnelle : La force mentale et émotionnelle est un élément clé de la persévérance. Il est donc important de développer ces capacités pour être en mesure de faire face aux défis de la vie avec confiance et optimisme.

Maintenir une attitude positive: Une attitude positive peut nous aider à surmonter les obstacles qui se dressent sur notre chemin. Il est donc important de cultiver une attitude positive pour développer notre persévérance.

Élaborer un plan pour surmonter les obstacles: Pour surmonter les obstacles qui peuvent nous freiner, il est important d'élaborer un plan d'action concret. Ce plan peut nous aider à définir nos objectifs et à travailler sur les défis que nous devrons affronter pour les atteindre.

Résumé des enseignements clés

Nous avons étudié la persévérance sous différents angles. Nous avons compris la définition de la persévérance et son importance dans la vie. Nous avons également examiné les différents types de persévérance et les facteurs qui influencent sa développement. Nous avons vu comment développer la persévérance en soi en cultivant la confiance en soi, en apprenant à gérer les échecs, en élaborant un plan d'action et en évaluant régulièrement sa progression. Nous avons également exploré comment mettre en pratique la persévérance dans la vie quotidienne et comment surmonter les obstacles qui peuvent survenir sur notre chemin.

Le développement de la persévérance est un processus continu et exige de la détermination et de la volonté. Il est important de continuer à travailler sur soi pour développer sa persévérance. Vous pouvez continuer à faire des efforts pour cultiver la confiance en soi, gérer les échecs de manière constructive, élaborer des plans d'action pour atteindre vos objectifs et maintenir une attitude positive. Il est également important de travailler sur la surmonte des obstacles en reconnaissant et en surmontant les pensées limitantes, en développant la force mentale et émotionnelle et en élaborant un plan pour surmonter les obstacles.

Le développement de la persévérance est un processus continu et exige de la détermination et de la volonté. Il est important de continuer à travailler sur soi pour développer sa persévérance. Vous pouvez continuer à faire des efforts pour cultiver la confiance en soi, gérer les échecs de manière constructive, élaborer des plans d'action pour atteindre vos objectifs et maintenir une attitude positive. Il est également important de travailler sur la surmonte des obstacles en reconnaissant et en surmontant les pensées limitantes, en développant la force mentale et émotionnelle et en élaborant un plan pour surmonter les obstacles.

En conclusion, le livre "L'art de la persévérance" nous a offert une vue d'ensemble complète sur ce qu'est la persévérance, comment elle peut être développée et comment elle peut être mise en pratique dans la vie quotidienne. En mettant en pratique les enseignements décrits dans ce livre, nous pouvons développer notre persévérance et continuer à avancer même en présence d'obstacles. La persévérance est un élément clé pour réaliser nos aspirations et atteindre nos objectifs, il est donc important de l'accueillir dans notre vie.

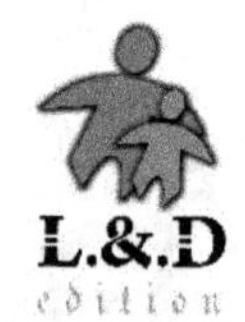

L.&.D
edition

L.&D edition | ©2023